DU

PEMPHIGUS

DANS LES NÉVROSES

PAR

L.-G. MERMET,

Docteur en médecine de la Faculté de Paris,
Ancien interne des hôpitaux de Lyon.

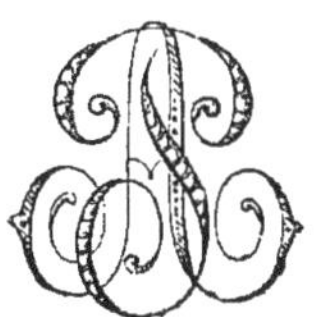

PARIS

A. PARENT, IMPRIMEUR DE LA FACULTÉ DE MÉDECINE
29 ET 31, RUE MONSIEUR-LE-PRINCE, 29 ET 31

—

1877

DU
PEMPHIGUS
DANS LES NÉVROSES

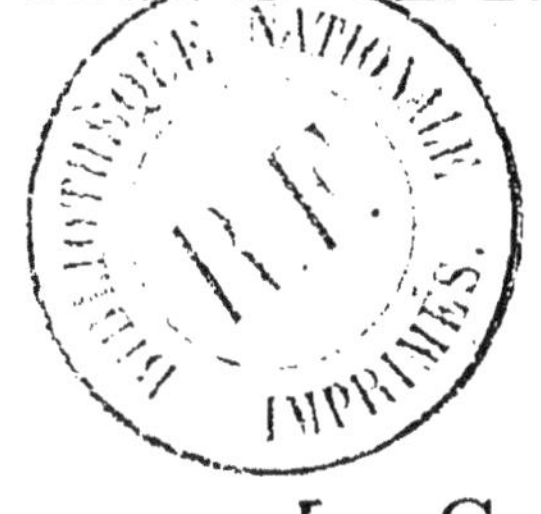

PAR

L.-G. MERMET,

Docteur en médecine de la Faculté de Paris,
Ancien interne des hôpitaux de Lyon.

PARIS

A. PARENT, IMPRIMEUR DE LA FACULTÉ DE MÉDECINE

29 ET 31, RUE MONSIEUR-LE-PRINCE, 29 ET 31

—

1877

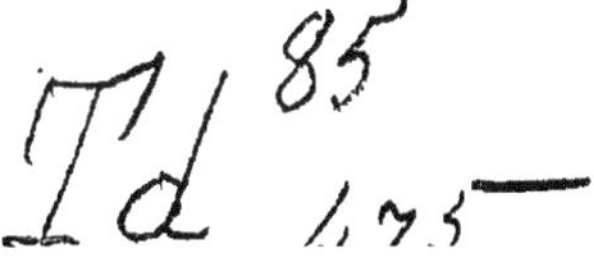

PEMPHIGUS

NÉVROSES

Pendant mon internat j'ai eu deux fois l'occasion d'observer, à l'hospice de l'Antiquaille, dans le service de mon maître M. le professeur Gailleton, des éruptions pemphigoïdes coïncidant ou alternant avec les accès de deux grandes névroses : l'hystérie et l'épilepsie; j'ai également depuis rencontré quelques cas semblables dans les divers autres hôpitaux de Lyon.

J'ai pensé qu'il ne serait peut-être pas inutile de publier ces observations qui me paraissent intéressantes non–seulement par l'éruption bulleuse, que J.-P. Frank avait déjà signalée dans l'hystérie et qu'il appelait pemphigus hystérique, mais encore par les autres troubles qu'ont présentés nos malades. Nous apporterons ainsi notre contingent à l'étude des lésions trophiques. Nous aurions voulu étendre ce travail à l'étude de toutes les affections cutanées que l'on rencontre dans les névroses, mais le temps nous a manqué pour réunir tous les documents nécessaires.

Dans les pages qui vont suivre, nous dirons quelque

mots du pemphigus en général et des caractères qu'il présente dans les affections nerveuses à lésions anato. miques déterminées et connues. Dans un second paragraphe, nous donnerons l'historique du pemphigus dans les névroses, les observations que nous avons pu recueillir et celles que nous avons trouvées dans les auteurs. Dans un troisième article, nous indiquerons le processus pathologique et les théories émises par les auteurs pour expliquer les troubles trophiques de la peau en tâchant de trouver celle qui explique le mieux la formation des bulles pemphigoïdes dans les névroses.

Nous donnerons enfin nos conclusions.

Qu'il me soit permis de remercier ici tous mes collègues qui m'ont fourni des renseignements ou des observations : M. le docteur Jullien, agrégé de la faculté de Nancy ; M. le docteur Perroud pour une observation, et principalement M. le professeur Gailleton pour les bons conseils qu'il a bien voulu me prodiguer

I.

DU PEMPHIGUS.

Afin d'éviter tout malentendu, nous devons préciser au début de cette étude ce que nous entendons par *pemphigus*. Depuis quelques années les progrès de l'anatomie et surtout de la physiologie pathologique ont singulièrement bouleversé le champ de la dermatologie, et en faisant entrevoir la succession des processus dont elles dépendent, ont permis de contester l'autonomie de bien des lésions considérées autrefois comme radicalement distinctes. Demain peut-être le pemphigus ne sera qu'une papule modifiée par l'exsudation séreuse, une vésicule agrandie. Sans méconnaître l'importance de résultats aussi rationnellement déduits, nous entendons rester complètement en dehors de cette discussion et adoptant les idées de notre maître M. le professeur Gailleton, définir le pemphigus ainsi qu'il suit :

Le pemphigus est une inflammation catarrhale (1) de la peau ayant son point de départ dans la couche papillaire du derme et caractérisée :

1° Par des bulles formées par le liquide exsudé ;

2° Par une desquamation épidermique sous forme de lamelles simples crouteuses ou foliacées.

______

(1) Pour M. Gailleton, dans les affections catarrhales sont rangées, celles, dans lesquelles la couche épidermique tombe incessamment par suite de la prolifération de jeunes cellules avec exsudation séreuse.

L'éruption peut se faire sur la peau saine ou sur des points présentant déjà une rougeur érythémateuse ; la bulle peut être arrondie, irrégulière, ovalaire, aplatie, etc...; ses dimensions sont variables depuis celles d'une lentille à celle d'une noix et même davantage. Témoin la bulle décrite par Trousseau qui couvrait toute la surface antérieure du thorax. Le liquide exsudé est citrin, lactescent, purulent, sanguinolent, etc. L'éruption revêt la forme discrète ou confluente, généralisée ou localisée, elle peut siéger sur la peau ou sur les muqueuses ; l'évolution peut être simultanée mais bien plus souvent successive.

La bulle une fois formée se rompt et est suivie d'une desquamation épidermique rarement unique, presque toujours successive ou continue ; elle peut ne pas laisser de traces ou bien de simples macules ou même des cicatrices. L'éruption s'accompagne souvent de douleurs de prurit, de symptômes généraux fébriles, de complications locales, ulcères, gangrène, ou générales comme l'entérite.

Comme cette affection présente des aspects assez variés, qu'elle peut survenir sous l'influence de causes multiples, il est facile de comprendre que les auteurs en aient décrit plusieurs espèces. Les différentes variétés de pemphigus ont été établies suivant que les auteurs ont adopté comme point de départ l'étiologie : pemphigus de cause externe, de cause interne (maladies générales, diathèses, maladies infectieuses, etc.) ; la marche : pemphigus aigu ou chronique, à poussées uniques ou successives ; les caractères extérieurs de l'éruption : discret confluent, etc.; les complications : gangréneux, hémorrhagique, ou certains symptômes prédominants comme le prurit qui fait admettre par

M. Hardy une forme prurigineuse ; suivant enfin qu'on le rencontre chez l'adulte, l'enfant ou le nouveau-né.

Nous ne nous arrêterons pas à décrire toutes ces variétés, nous dirons seulement quelques mots du pemphigus que l'on rencontre dans les lésions traumatiques ou spontanées des nerfs ou des centres nerveux.

Pemphigus des lésions nerveuses. — Il n'a guère été signalé par les auteurs anciens, et c'est surtout depuis les travaux de MM. Brown-Séquard, Claude Bernard, Vulpian et Charcot que l'influence du système nerveux a pris une large place dans l'étiologie des affections cutanées.

Le pemphigus qu'on a observé chez les malades atteints de lésions soit spontanées, soit traumatiques des nerfs et des centres nerveux me semble avoir un aspect, une marche et un pronostic différent de celui que j'ai pu observer dans les névroses. Ainsi M. Charcot (1), parlant des lésions trophiques, dit qu'on le rencontre après la lésion des filets nerveux et, après avoir indiqué une observation qu'il a publiée dans le journal de physiologie en janvier 1859, il ajoute : « Il s'agit de bulles de pemphigus qui se développent rapidement et reparaissent de temps à autre sur divers points de la partie des téguments correspondant à la partie du nerf lésé ; elles laissent après elles des *cicatrices à peu près indélébiles.* »

M. Gailleton (2) signale aussi les éruptions vésiculo-bulleuses à la suite de lésions des filets nerveux ;

(1) Charcot. Leçons sur le système nerveux.
(2) Gailleton. Traité élémentaire des maladies de la peau. Paris, 1874.

mais pour M. Charcot c'est moins à la suite de sections qu'après l'irritation des filets et surtout d'irritations pathologiques et spontanées que se développent ces éruptions.

On rencontre aussi des éruptions pemphigoïdes à la suite des lésions traumatiques ou spontanées des centres nerveux.

M. le docteur Gaillard (1) a communiqué à la Société des sciences médicales de Lyon l'observation d'un homme atteint de fracture de la colonne vertébrale, chez lequel survint presqu'immédiatement après la fracture de nombreuses phlyctènes à la jambe gauche.

M. le docteur Mayet (2), mon maître dans les hôpitaux de Lyon, cite le cas d'un malade présentant les symptômes d'une ataxie locomotrice commençante qui était porteur d'une affection vésiculo-bulleuse assez confluente siégeant à la partie inférieure des deux jambes (papules rouges lichénoïdes, vésicules d'herpès, builes de pemphigus). M. Charcot qui cite plusieurs observations d'éruptions dans l'ataxie locomotrice relève ce caractère qu'elles siégent habituellement sur le trajet même des nerfs envahis par la fulguration douloureuse.

Chez les paraplégiques, il se développe souvent des bulles pemphigoïdes aux membres inférieurs, au sacrum, ces bulles sont le point de départ d'eschares et sont précédées d'une plaque érythémateuse.

(1) Gaillard. In mém. et comptes-rendus de la Soc. des sciences médicales de Lyon, 1863-1864.

(2) Mayet. Des troubles de nutrition de la peau et du tissu conjonctif, consécutifs aux lésions du système nerveux. In mém. et comptes-rendus de la Société des sciences médicales de Lyon, 1868.

M. Gailleton a vu survenir deux fois des bulles après l'attaque d'hémiplégie, une fois à la cuisse, l'autre fois à la nuque.

Dans une note publiée dans les comptes rendus de l'académie des sciences, M. Déjerine (1) dit avoir vu sur venir douze jours avant la mort chez une femme atteinte de paralysie générale, une éruption bulleuse. Il dit même avoir trouvé au niveau des bulles une altération profonde des nerfs ; il y avait segmentation de la myéline, disparition du cylindre axe, et une sclérose bilatérale des cordons latéraux de la moelle. Dans une discussion qui eut lieu à propos de ce fait à la Société de biologie, M. Hanot fit observer qu'un travail anglais démontre que cette dégénérescence des tubes nerveux est la règle dans la paralysie générale.

On pourrait rapprocher de ce fait les cas d'éruptions bulleuses observés par M. Leudet (2) à la suite de l'asphyxie par l'oxyde de carbone et dans lesquels il a trouvé à l'autopsie une névrite manifeste des nerfs périphériques ; ainsi que la léproïde bulleuse, puisque le processus initial consiste, comme on le sait, depuis les importantes recherches de M. Virchow (3), en une périnévrite lépreuse caractérisée par une prolifération cellulaire spéciale, siégeant dans l'intervalle des tubes nerveux dont elle détermine la destruction lente.

En somme le pemphigus se rencontre souvent parmi

(1) Déjerine. In compte-rendus de l'Acad. des sciences de Paris, 24 juillet 1876.

(2) Leudet. Recherches sur les troubles des nerfs périphériques et surtout des vaso-moteurs consécutifs à l'asphyxie par la vapeur de charbon. (Arch. de médecine, mai 1865.)

(3) Virchow. Die Krankaften geschwulste nerven Lepra, t. II p. 521.

les affections cutanées qui accompagnent les lésions traumatiques ou spontanées des nerfs et des centres nerveux; mais il est nettement caractérisé par sa distribution limitée au domaine d'innervation de la partie du système nerveux qui est en cause; de plus il a une grande tendance à l'ulcération, et même il n'est souvent que la première phase des eschares, c'est dire quel est son pronostic.

Il n'est pas inutile ici de rappeler que le pemphigus peut être provoqué par différents moyens; nous ne ferons que citer les brûlures par l'eau bouillante, et les bulles survenues à la suite de l'application sur la peau de substances irritantes, telles que les différents vésicants, l'ammoniaque, les cantharides, la clématite, les euphorbiacées, etc. Il faudra donc se méfier de la simulation surtout chez les femmes hystériques; simulation que, selon M. Charcot (1) : « on rencontre à chaque pas dans l'histoire de l'hystérie ; et l'on se surprend quelquefois à admirer la ruse, la sagacité et la tenacité inouie que les femmes qui sont sous le coup de la grande névrose mettent en œuvre pour tromper..... surtout lorsque la victime de l'imposture doit être un médecin. »

Mais il est bien rare si l'on n'a pas pu faire surveiller la malade, et que l'on doute de sa véracité, que l'on ne puisse pas reconnaître soit à l'œil nu, soit à l'aide du microscope, quelque débris encore adhérents à l'épiderme de la substance employée, par exemple, des fragments d'élytres brillantes des cantharides. Du reste la localisation et la rapide guérison de ces érup-

(1) Charcot. Loc. cit., p. 281.

tions de cause externe, sitôt qu'on a débarrassé la peau de la substance irritante et mis la malade dans l'impossibilité de vous tromper de nouveau, mettront vite sur la voie du diagnostic.

II

PEMPHIGUS DANS LES NÉVROSES.

Les anciens appelaient maladie sans matière ce que depuis Tissot et Cullen nous appelons névroses.

Axenfeld(1)dit: « qu'on est convenu de donner le nom de névroses à des états morbides le plus souvent apyrétiques dans lesquels on remarque une modification exclusive ou au moins prédominante de l'intelligence, de la sensibilité ou de la motilité, ou de ces facultés à la fois ; états morbides qui présentent cette double particularité de pouvoir se produire en l'absence de toute lésion appréciable, et de ne pas entraîner par eux-mêmes de dérangements profonds et persistants dans la structure des parties. »

M. Jaccoud a réuni sous le nom de névroses cérébro-spinales l'aliénation mentale, l'épilepsie, l'hystérie, la catalepsie ; non que, pour lui, l'altération matérielle fasse défaut dans ces affections, mais parce que la lésion anatomique n'est pas une lésion fixe et univoque.

Nous ajouterons avec Arndt (2) que la diathèse névropathique peut être innée ou acquise. La diathèse acquise, beaucoup moins fréquente que l'autre, s'observe après des maladies qui ont épuisé l'organisme, telles que la fièvre typhoïde, la variole, les processus septi-

(1) Axenfeld. Des névroses, 1863.

(2) Arndt. Ueber die neuropatische Diathèse Wochen, 1875, n° 16, p. 209.

cémiques, à la suite d'insolations, d'intoxications ou
d'une vie trop fatigante.

C'est surtout dans l'hystérie que nous avons rencontré des éruptions pemphigoïdes. Ces éruptions
étaient peu connues des auteurs anciens ou bien étaient
rapportées à d'autres causes. Ainsi, Pleuk (1) et Lorry (2)
ne parlent pas du tout de l'influence du système nerveux
sur les maladies cutanées. J,-P. Frank (3), le premier,
dans son traité de médecine pratique, dont la première
édition date de 1792, dans l'article sur le pemphigus,
dit qu'on peut le rencontrer dans l'hystérie. « Le pemphigus, dit-il, comme beaucoup d'autres exanthèmes,
peut dépendre de l'influence du système nerveux, ce
que prouve le pemphigus hystérique, » et il donne
une observation que l'on trouvera plus loin.

Gilibert (4), dans sa monographie du pemphigus,
se contente d'indiquer l'influence du système nerveux
et de citer l'observation de J.-P. Frank et une de Mou-
ton qui a trait à une jeune demoiselle sujette à des
crises d'hystérie qui eut des bulles sur la poitrine,
bulles de la grosseur d'une châtaigne, et fut guérie par
les bains froids. Alibert (5), Bateman (6) et Biett (7) ne
font aucunement mention du pemphigus de cause nerveuse.

Gibert (8), dans l'étiologie des maladies de la peau

(1) Plenk. Doctrina de morbis cutaneis 1777.
(2) Lorry. Tractatus de morbis cutaneis, 1796.
(3) J.-P. Frank. Traité de médecine pratique, traduction
Goudareau. Paris, 1842.
(4) Gilibert. Monographie du pemphigus. Paris, 1813.
(5) Alibert. Loc. cit.
(6) Bateman, traduit par Bertrand, 1820.
(7) Biett. Abrégé pratique des malad. de la peau, 1833.
(8) Gibert. Traité des mal. de la peau, 1840.

en général ne mentionne pas les affections nerveuses, et
à propos de pemphigus cite Joseph Frank qui prétend
ne connaître aucun cas de pemphigus dans lequel
l'éruption n'ait été précédée d'une maladie quelconque ;
et à l'appui de son opinion il donne les observations
suivantes de pemphigus survenus à la suite :

1° D'une hémoptysie chez une jeune fille de dix-neuf
ans ;

2° D'une hémoptysie, asthme et convulsions chez
une jeune fille âgée de vingt ans et qui n'était pas
réglée ;

3° De scorbut, hémoptysie et dysurie chez une
femme âgée ;

5° Enfin à la suite de divers symptômes graves ; somnolence, chorée, convulsions, cardialgie, hématémèses, diarrhée sanglante, hémoptysies et dysurie, chez
une domestique âgée de vingt-deux ans.

Nous voyons que dans toutes ces observations, sauf
une, il s'agit de jeunes filles de vingt à vingt-cinq ans.
J'ajouterai que les symptômes qu'ont présentés les malades (hemoptysies, hématémèses, absence des règles,
convulsions, asthme, dyspnée, dysurie, somnolence),
me paraissent se rattacher tous à une grande névrose,
l'hystérie. Ce n'est donc pas à la suite d'une maladie
quelconque, comme le dit Joseph Frank, mais bien
dans le cours de l'hystérie qu'on le rencontre fréquem-
ment.

Martius (1) en 1829 indiquait le pemphigus hystéricus
et Schulze (2) a pris pour sujet de sa thèse inaugurale

(1) Martius. Ueber den Blasepausschlag oder Pemphigus.
Berlin, 1829.

(2) Schulze. Obs. et disquisitiones Pathol. et Chimicæ circa
pemphigum hystericum. Bereloni, 1840.

le pemphigus hystérique ; nous n'avons pas pu malheureusement nous la procurer, mais nous donnerons plus
loin une observation qui en est tirée et que nous avons
trouvée résumée dans Gintrac.

Dans ces derniers temps, on a beaucoup parlé des
éruptions survenant à la suite des lésions nerveuses,
mais peu dans les névroses. Cependant, à la suite d'une
communication de M. Gailleton à la société de médecine
de Lyon, M. Arthaud, médecin de l'asile départemental
du Rhône, dit que chez les aliénés il a souvent rencontré l'érythème, le *pemphigus* et une desquamation
rouge des pieds comme si les extrémités eussent été
trempées dans l'eau bouillante. M. A. Fèvre (1) dit
aussi qu'on observe souvent le pemphigus dans la folie.

Le Dr Jannyot (2) relate l'observation d'un pemphigus généralisé à la] suite d'une attaque d'épilepsie ; il s'agit d'un jeune homme de vingt ans, mais
d'une constitution faible, sujet dès son enfance à des
accès d'épilepsie, qui eut plusieurs poussées de bulles
confluentes et qui mourut au bout d'un mois.

M. le docteur Gignoux (3), médecin des hôpitaux de
Lyon, relate l'observation que nous donnerons plus
loin d'une religieuse hystérique qui fut atteinte de
pemphigus. Enfin, M. Gailleton (4) consacre dans son
ouvrage un paragraphe spécial aux éruptions cutanées

(1) A. Fèvre. Alter. du syst. cutané dans la folie, in Ann.
medico-psychologiques, janv. mars, 1876.

(2) Jannyot. In journal des connaissances médicales, novembre, 1838.

(3) Gignoux. Des névroses vaso-motrices. In mém. de la Soc.
des sciences médicales de Lyon, 1865, p. 86.

(4) Gailleton. Traité élémentaire des mal. de la peau. Paris,
1874, p. 289.

dues aux névroses cérébro-spinales, et M. Hébra (1)
accepte l'existence du pemphigus hystérique et explique quelle est sa nature réelle. « Ce pemphigus, d'après
les renseignements de l'expérience, dit-il, apparaît et
disparaît avec les symptômes hystériques, fait qui n'a
rien d'étonnant si l'on considère que la même cause
pourrait donner naissance à d'autres affections cutanées.
De plus, ajoute-t-il, le pemphigus hystéricus réel est
démontré par l'apparition de cette éruption comme un
accompagnement de la grossesse et par sa disparition,
dans ce cas, en un court laps de temps après la déli-
vrance. »

Landgraf, dans un mémoire analysé dans la Revue
des sciences médicales (2), cite un cas de pemphigus
siégeant sur la main et sur l'avant-bras chez une jeune
fille de quinze ans. Cette éruption survenait brusquement et s'effaçait de même. La malade avait présenté
avant de l'incontinence d'urine qui avait complétement
cessé pour faire place à des accès de toux. Ces accès de
toux sans expectoration survenaient régulièrement
dès que l'éruption s'était dissipée et s'arrêtaient au moment où elle se montrait.

Dans les observations que nous allons donner, nous
verrons aussi l'éruption suivre la même marche.

Obs. I (tirée de J.-P. Frank). — Violentes convulsions hystériques, éruption de pemphigus lorsqu'elles cessent.

A l'époque où nous écrivons, dit Joseph Frank, une
religieuse, sujette depuis plusieurs années à de vio-

(1) Hébra. Traité des mal. de la peau, traduit par Doyon
1872, p. 824.
(2) Rev. des sciences médicales, t. VI, 1875.

lentes convulsions hystériques paraissait complétement
rétablie. Elle éprouve tantôt dans un point tantôt dans
un autre de fréquents retours d'une douleur caractérisée par un sentiment d'ardeur intense ; il lui semble
et elle se plaint pendant six, dix heures consécutives et
au-delà qu'on lui applique le feu sur la partie douloureuse ; elle pousse continuellement des cris affreux et
tombe dans un état de fureur. La chaleur sensible au
toucher continue ainsi que la douleur, malgré l'application des topiques froids, en dépit de tous les remèdes.
Enfin dans l'endroit le plus affecté, il paraît une vessie
qui acquiert le volume d'un œuf de poule, remplie
d'une sérosité limpide et jaunâtre. Aussitôt l'ardeur
s'éteint, la vessie se rompt, l'humeur s'écoule, et comme
après l'action du vésicatoire, la peau ne tarde pas à re-
couvrer son intégrité ni la santé à se rétablir.

Nous ferons remarquer ici la distribution irrégulière
des bulles, leur contenu limpide, leurs suites simples
et leur apparition coïncidant avec la disparition des
symptômes hystériques.

Obs. II. — Chlorose, accès d'hystérie, névropathie héréditaire.
—Six poussées de pemphigus en neuf mois. (Tirée de Schulze,
résumée par Gintrac.)

Il s'agit d'une femme de 26 ans, mère de deux en-
fants, née de parents aliénés et qui, après avoir été
affectée de chlorose, éprouva des accès d'hystérie, de
catalepsie et même de dérangement intellectuel. Puis
survint par invasion successive, un pemphigus étendu
sur le tronc et les membres ; en neuf mois elle eut six
poussées nouvelles. Chaque éruption était accompagnée
de malaise général, de vertiges, de somnolence, de

Mermet.   2

vomissements, de douleurs le long du rachis; la malade éprouvait le sentiment de la boule hystérique et de plus une chaleur brûlante à la peau; le pouls donnait cent battements par minutes, l'urine était rare et rouge; constipation opiniâtre. Alors apparaissaient sur la poitrine, sur les mamelles, etc., des bulles plus ou moins volumineuses distinctes et confluentes.

Il est bon de noter ici les douleurs le long du rachis quelque temps avant l'éruption, ce qui indique bien qu'il y avait au moins un peu de congestion de la moelle et que l'éruption était bien sous la dépendance de cette irritation des filets sensitifs à leur origine dans la substance grise.

Obs. III. — Grandes crises d'hystérie, paraplégie ; lorsque la paraplégie disparaît, éruption de pemphigus. (Tirée d'un mémoire du Dr Gignoux.)

Jeanne X..., sœur prétendante, âgée de 23 ans, éprouve depuis l'âge de 18 ans tous les accidents possibles de l'hystérie, vapeurs, grandes crises, paraplégie, vomissements incoercibles, etc. Un jour sa paraplégie avait subitement disparu, elle présente une hyperesthésie générale mais beaucoup plus marquée aux extrémités des membres qui supportent avec peine la pression des draps. Le lendemain, éruption de pemphigus assez rare sur le tronc, mais très-confluente aux pieds et aux mains où l'hyperesthésie était le plus prononcée. Une semaine après la dessiccation était complète, la malade se croyait guérie, mais il y eut retour des mêmes accidents et dans le même ordre. Nous insisterons dans cette observation sur l'hyperesthésie, sur la fugacité de l'éruption, huit jours suffisent, et sur le retour dans le même ordre des accidents.

Obs. IV. — Symptômes nerveux, pleurs faciles, hémoptysies,
dysurie, hématurie, alternant avec des éruptions pemphigoïdes. (Personnelle.)

Luguier, Eugénie, domestique, âgée de 23 ans, entre
le 26 mai 1875 dans la salle Sainte-Colette, à l'Antiquaille. Cette jeune fille s'était toujours bien portée,
mais était très-sensible et pleurait facilement. Au mois
d'avril 1874, elle a eu la fièvre typhoïde et a été traitée
par les bains froids à l'Hôtel-Dieu de Lyon ; immédiatement après elle eut pour la première fois de la dysurie qui dura environ un mois ; elle sort bien portante
mais rentre au mois de décembre à l'Hôtel-Dieu, où
elle reste encore environ quatre mois. Elle a présenté
pendant ce long séjour à l'hôpital des hémoptysies
sans que l'on trouve rien d'anormal à l'auscultation et
des épistaxis répétées et rebelles pour lesquelles on fut
obligé de pratiquer quatre fois le tamponnement des
fosses nasales. Elle présentait en outre divers symptômes nerveux, mais ne prenait pas de crises. Depuis sa
sortie de l'Hôtel-Dieu jusqu'à son entrée, le 26 mai 1875,
à l'Antiquaille, elle a joui d'une bonne santé. Elle entre pour une plaque eczémateuse de l'avant-bras gauche, son état général est très-bon ; mais le lendemain
même de son entrée elle est prise d'une nouvelle attaque de dysurie nécessitant l'emploi de la sonde. L'ec-
zéma et la dysurie disparaissent au bout de huit jours.
Des hémoptysies sans lésion pulmonaire ou cardiaque
surviennent immédiatement après avec des épistaxis
répétées qui obligent à pratiquer le tamponnement ;
ces deux symptômes durent du 2 au 26 juin.

A cette époque, elle nous présente de l'œdème alternatif des deux mains et des deux avant-bras, cependant
les urines ne contiennent pas d'albumine, elles ont

seulement beaucoup de phosphates et sont alcalines.

Du 1ᵉʳ au 10 juillet, la malade ne présente plus aucun symptôme, elle va bien et est sur le point de sortir, lorsque le 10 apparaît sur la partie postérieure de l'avant-bras gauche, après une sensation assez pénible de chaleur dans cette région, une éruption bulleuse. On trouve une dizaine de bulles dont la plus volumineuse présente au moins deux centimètres de diamètre, on en trouve aussi quelques-unes à l'épigastre. Il n'y a presque pas d'auréole inflammatoire autour des bulles et leur contenu est limpide et légèrement citrin. J'ajouterai que cette éruption n'était nullement provoquée. Cette éruption s'est présentée chez elle par poussées successives jusqu'au premier août. La durée de chaque bulle était d'environ trois jours, la desquamation épidermique était peu considérable, et il ne restait à la peau qu'une légère macule disparaissant en quelques jours.

Elle n'a pas présenté de fièvre pendant toute la durée de l'éruption, et elle sort bien portante le 31 août après avoir eu une nouvelle poussée pendant trois ou quatre jours de bulles pemphigoïdes au creux épigastrique, aux fesses et sur une cuisse. Elle avait également de fréquentes poussées d'urticaire sans fièvre, n'avait été réglée que deux fois depuis un an et demi et souffrait d'une leucorrhée assez abondante.

Mon maître, M. le professeur Gailleton, rapportait tous ces troubles trophiques à l'hystérie, quoique la malade n'ait jamais eu de crises, mais seulement des accès d'oppression sans sensation bien nette de boule.

Trois mois après, le hasard la fait rentrer dans le service de M. le docteur Chappet dont j'étais alors l'interne, salle Sainte-Marie, à l'Hôtel-Dieu. Elle n'est pas du tout amaigrie, son état général paraît excellent, mais depuis un mois elle a de fréquentes poussées de pemphigus sur le ventre et souffre d'un tympanisme abdominal qui est encore très-marqué, enfin depuis trois jours elle n'a pas pu uriner.

Le 1er janvier, elle présente une nouvelle éruption confluente de bulles sur l'abdomen, toujours sans fièvre, le contenu des bulles est toujours limpide et citrin, la dysurie persiste et exige qu'on sonde la malade deux ou trois fois par jour.

Le 7 janvier nouvelle éruption de bulles plus volumineuses sur l'abdomen ; la dysurie a cessé.

Le 12, l'éruption bulleuse a complètement disparu et laisse à peine apercevoir quelques macules, mais elle est reprise d'hématémèses et d'hémoptysies assez abondantes, sans cependant que l'auscultation dénote aucun signe anormal. Elle présente quelques petits accès de fièvre revenant le soir.

Le 17. Plus d'hémoptysies ; mais œdème alternatif des deux mains, sans qu'on puisse trouver d'albumine dans les urines.

Le 19. L'œdème a disparu, mais le lendemain nouvelle éruption bulleuse sur l'abdomen, éruption qui dure jusqu'au 28 janvier. L'œdème des mains reparait alors. Deux jours après tout symptôme a disparu et l'état est assez satisfaisant jusqu'au 7 février.

A cette époque la dysurie survient de nouveau et on est obligé de sonder la malade jusqu'à quatre fois par jour. Les urines sont tantôt limpides, tantôt hématiques, et laissent déposer une grande quantité de phosphates, on y trouve même souvent des caillots de sang ; cet état dure environ dix jours, c'est-à-dire jusqu'au 16 février.

Le 23 février. L'hématurie reparaît.

Le 28. Œdème violacé de la main droite, peau très-froide.

Le 3 mars. Nouvelles apparitions de bulles pemphigoïdes sur l'abdomen : l'éruption présente toujours les mêmes caractères et la même marche.

Le 17. Urticaire des cuisses en longues trainées saillantes parallèles à l'axe des membres.

Le 11 avril. Rétention persistante des urines. La sonde évacue une urine mêlée de sang et de pus; on a tous les symptômes d'une véritable cystite purulente ; mais cependant de temps en temps les urines sont complètement limpides. L'usage de la sonde est très-douloureux.

Enfin, le 28 avril, la rétention d'urine et l'hématurie sont remplacées par une hématémèse de courte durée ; la malade, qui n'était guère amaigrie, mais seulement un peu faible et dont les digestions se faisaient mal, se remet assez rapidement et sort le mois suivant dans un état très-bon.

Je l'ai revue, il y a un mois environ, elle m'a affirmé qu'elle n'avait vu, depuis sa sortie de la salle Sainte-Marie, c'est-à-dire depuis deux ans, reparaitre aucun des symptômes précédents. Elle a seulement toujours les digestions difficiles, les pleurs faciles et de temps en temps des accès d'oppression et des points douloureux dans le thorax sans que l'auscultation révèle rien d'anormal.

Nous avons certainement ici des accidents anémohystériques; la fièvre typhoïde a été la porte ouverte à la névrose, sinon sa cause. Nous ferons également remarquer le caractère disséminé de l'éruption qui ne suit pas du tout le trajet des filets nerveux, son déve-

loppement entre les accès des symptômes de la névrose
et surtout son caractère fugace et bénin qui est pour
M. Gailleton celui des affections de la peau chez les
gens hystéro-nerveux. En outre, après deux ans de séjour dans les hôpitaux et de souffrances considérables,
cette fille se remet complètement, et voilà deux ans que
l'état de bonne santé persiste; il est donc bien certain
que nous n'avions pas sous les yeux des symptômes
d'une lésion organique mais bien d'une névrose.

Obs. V. — Hystero-épilepsie, crises, bulles pemphigoïdes fugaces après les crises. (Personnelle.)

Marie D... entre à l'Antiquaille au mois de mars 1875,
salle Sainte-Anne, n° 14. Cette jeune fille, âgée de 25 ans,
a toujours eu une bonne santé, jamais de douleurs
rhumatismales, pas de maladies de la peau dans son
enfance. Elle est seulement sujette depuis longtemps à
des crises sans perte de connaissance, son intelligence
est très-faible, elle est presque idiote.

Depuis son entrée, elle a eu plusieurs de ces crises
accompagnées de petits cris au début mais sans écume
à la bouche, sans flexion du pouce dans la main et enfin toujours sans perte complète de connaissance. Elle
présente en outre tous les symptômes de l'hystérie,
boule, clou, et de temps en temps ballonnement de
l'abdomen, etc. Elle est rentrée dans le service pour
une éruption de bulles, plus ou moins volumineuses,
occupant le creux épigastrique et la paroi abdominale,
revenant à intervalles irréguliers et surtout après les
accès hystéro-épileptiques. Pour la forme, la marche
et la durée, cette affection avait tout à fait l'allure d'un
vésicatoire.

Nous avons pu pendant les trois mois que cette malade est restée dans le service observer nous-même cette éruption et nous assurer qu'elle n'était nullement simulée. La malade est sortie en très-bon état, pas du tout amaigrie et affaiblie comme elle l'aurait été après un pemphigus dû à une autre cause.

Obs. VI. — Hystérie, névralgies, éruption do pemphigus. (Due à l'obligeance de M. le Dr Perroud).

Vernet (Marie), domestique, âgée de 48 ans, entrée le 22 mai 1867 à l'hospice de la Charité de Lyon.

Aucune maladie antérieure, sauf une coxalgie il y a dix ans. Il y a sept ans, quelques accès hystériformes avec boule hystérique. Elle entre alors à l'hôpital de Belley où elle reste six mois pour des crises hystériques et de la rétention d'urine. Elle vient ensuite à l'Hôtel-Dieu de Lyon, où elle reste trois mois et demi dans le service de M. le Dr Pomiès. On observa alors des vomissements opiniâtres, de la rétention d'urine, des palpitations, la sensation de la boule hystérique et de la céphalalgie sans véritables crises. Enfin le 22 mai 1867, elle entre à la Charité.

Pendant son séjour dans cet hospice, elle souffre habituellement de vomissements opiniâtres, de temps à autres de tympanisme abdominal et parfois de rétention d'urine.

Vers le commencement de 1872, vomissements de sang qui se sont répétés environ six fois. Depuis cette époque également elle a eu plusieurs fois et par accès de plusieurs semaines de durée des douleurs névralgiques dans les membres suivies de larges phlyctènes qui se terminaient par une légère excoriation du derme.

Ces accidents se sont produits successivement sur le membre supérieur gauche, la face, les deux membres inférieurs en commençant par le gauche. Actuellement, 14 mars 1873, depuis une dizaine de jours nouvelle éruption sur le membre inférieur droit; vives lancées le long du sciatique droit jusqu'aux orteils, anesthésie presque complète de la peau de ce membre et larges phlyctènes en bracelet sur le tiers inférieur de la cuisse et à la partie moyenne de la jambe. Il y a trois semaines, la malade avait déjà eu un accès semblable. La pression est douloureuse sur les apophyses épineuses des sixième, septième, huitième et neuvième vertèbres dorsales; légères cicatrices sur l'avant-bras gauche et sur la cuisse gauche consécutives à des éruptions antérieures.

Aménorrhée depuis cinq mois, abdomen très-tympanisé et très-douloureux à la pression surtout depuis trois jours; un peu d'analgésie cutanée de l'abdomen. Elle a aussi un peu de tympanisme stomacal et a eu un vomissement de sang il y a quinze jours. Langue très-bonne, anorexie, un peu de diarrhée succédant à la constipation, état général bon, pas d'amaigrissement, pas de fièvre.

16 mars 1873. Hier, vomissement sanglant de la valeur d'une demi-tasse environ, céphalalgie intense.

Le 17. Pouls à 25 au quart, céphalalgie toujours vive, l'éruption de la jambe droite est en voie de guérison.

Le 25. L'éruption est complètement sèche, les douleurs de la jambe droite sont moins fortes.

Le 27. Un peu de sang dans les crachats, diarrhée sans coliques, toujours du tympanisme.

Le 28. Depuis hier soir quelques bulles sur le devant

de la poitrine dans le premier, le deuxième espace intercostal droit et le deuxième à gauche. Pas de douleur névralgique dans ces parties, mais sensation de cuisson avec un peu d'analgésie.

Le 30. Nombreuses bulles sur la partie moyenne de la jambe droite, une bulle au menton.

1ᵉʳ avril. Toutes les bulles sont en voie de dessiccation.

Le 9. Depuis trois jours nouvelles bulles sur la jambe droite, douleurs, un peu d'œdème de la jambe et du pied, les apophyses des huitième, neuvième et dixième vertèbres dorsales sont douloureuses à la pression.

10 mai. La malade a vomi ce matin un peu de sang, les douleurs ont disparu et les bulles ne se sont pas reproduites.

J'ai revu la malade il y a un mois ; son état général est toujours assez bon. Pas d'amaigrissement, mais simple faiblesse des jambes. Elle a eu depuis 1873 plusieurs autres poussées de bulles pemphigoïdes alternant avec des hématémèses et du tympanisme.

Dans cette observation, ce qui frappe le plus, c'est la diversité de siége de l'affection bulleuse, tantôt sur un membre, tantôt sur un autre, tantôt à la face, tantôt sur le thorax, et sa coïncidence lorsqu'elle siége aux membres inférieurs, avec de la douleur à la pression, au niveau des apophyses épineuses des dernières vertèbres dorsales. On doit aussi noter l'état général qui se conserve bon malgré des atteintes fugaces, il est vrai, mais répétées pendant un si long espace de temps.

Obs. VII. — Crises hystériques, troubles de la sensibilité et de la motilité, éruption de pemphigus. (Due à l'obligeance de mon ami et collègue le Dr Courbis.)

Françoise Ch..., née à Lyon, entre à l'hôpital de la Croix-Rousse (service de M. le Dr Laure) le 28 décembre 1874. Cette jeune fille est âgée de 16 ans, elle est forte et bien conformée, brune et d'une constitution excellente. Voici les renseignements qu'elle nous fournit :

Pas d'antécédents héréditaires : père et mère morts d'affection hydropique (?) ; ses frères et ses sœurs jouissent d'une parfaite santé. Dans sa jeunesse, sans pouvoir nous préciser l'époque, elle fut atteinte à plusieurs reprises de douleurs rhumatismales articulaires; elle fit même il y a sept ans un séjour prolongé à l'hospice de l'Antiquaille pour une arthrite du genou.

Quelque temps après se manifestent les premiers symptômes d'hystérie qui se traduisent par une paralysie ou plutôt parésie de la langue, accompagnée de déviation des traits à gauche. Accidents fugaces du reste, et qui disparurent assez rapidement.

A peu près à la même époque elle voit survenir le premier flux menstruel à l'âge de quatorze ans. Les règles se montrèrent deux fois normalement, puis disparurent brusquement à la suite d'un refroidissement, Ascite consécutive, peu abondante et qui se dissipe en quelques jours. Depuis l'aménorrhée a persisté. Tels sont les anamnestiques fournis par cette malade.

Actuellement (28 décembre 1874) cette jeune fille accuse des douleurs vagues et spontanées siégeant dans le membre *supérieur gauche, à la paupière supérieure et au sein du même côté.* Elle dit voir survenir douze ou vingt-quatre heures après une éruption *bulleuse* que je décrirai plus tard, car elle a disparu depuis hier.

A côté de ces douleurs, elle nous offre tout un cortége de symptômes hystériques assez marqués; elle a eu des crises de nerfs (*sic*) sans perte de connaissance. Convulsions cloniques consécutives, et le tout se termine par une abondante sécrétion lacrymale. La moindre émotion, l'interrogatoire auquel nous nous livrons donne lieu à une aphonie passagère. La boule hystérique, le clou céphalalgique et les vomissements sans cause organique appréciable viennent compléter le tableau de la névrose dont cette fille est affectée.

Si nous poussons plus loin l'examen, le domaine de la sensibilité nous offre des modifications remarquables et consistant en plaques anesthésiques au nombre de deux et occupant, l'une la partie sus-aréolaire du sein droit, tandis que l'autre a son siége sur la face antéro-interne du genou gauche. Nous trouvons en outre une hyperesthésie cutanée assez marquée soit au bras gauche, soit au sein, soit sur les parties de la face n ervée par le rameau ophthalmique de Willis; à gauche sensibilité qui s'exagère, nous dit cette fille, lorsque doivent apparaître les bulles.

La température et la pression sont normalement senties.

La motilité est diminuée à gauche et l'exploration dynanométrique du côté parésié nous offre une puissance inférieure de moitié à celle du côté droit.

Le tracé sphygmographique du côté gauche n'offre rien de particulier. La nutrition des deux moitiés latérales du corps se fait également bien, et l'on ne peut par l'examen le plus attentif découvrir aucun trouble que l'on puisse imputer à l'innervation vaso-motrice ; pas de trouble anormal, pas de secrétions exagérées, tout se borne à l'éruption sur laquelle je vais insister.

Depuis près de deux ans, Françoise Ch... voit survenir des plaques phlycténoïdes ayant toujours occupé le côté gauche et la partie supérieure du corps, ces soulèvements épidermiques qui simulent parfaitement la phlyctène obtenue par la vésication, commencent par de petites vésicules qui se réunissent au point de former des bulles de la grosseur d'une noisette, disposées en groupes et n'affectant pas une configuration linéaire ou en traînées. Elles se remplissent d'une sérosité à peu près incolore, qui se résorbe assez vite ; l'épiderme se dessèche, s'exfolie et tombe en lamelles furfuracées, laissant le derme rouge non épaissi, légèrement sensible et recouvert d'un épithelium nouveau. La coloration de la peau est peu foncée et disparaît en peu de jours du centre à la circonférence.

L'évolution, qui est devenue de plus en plus courte, se fait en trois ou quatre jours au plus. Ces bulles occupent indifféremment la face de l'avant-bras gauche, le sein un peu au-dessus de l'aréole, et enfin la paupière supérieure du même côté. L'éruption, avons-nous dit, est précédée de phénomènes d'hyperesthésie assez marqués pour que tout contact devienne très-pénible. Les bulles se manifestent-elles à la paupière ? on voit survenir une photophobie assez marquée, sans larmoiement, avec prolapsus du voile membraneux qui donne à notre malade une physionomie particulière. Elle n'accuse du reste aucun trouble profond du côté de la vision.

Quelques jours après l'entrée de cette fille à l'hôpital, le 30 décembre 1874, les règles apparaissent ;

aussi ne doutait-elle pas de voir la fin de ses tourments qu'elle imputait à son aménorrhée. Malheureusement il n'en fut rien, et le 2 janvier 1875, nouvelle apparition de vésicules qui, par leur réunion sous la paupière gauche, forment une mince nappe de sérosité citrine avec hyperesthésie considérable de la région temporo-frontale gauche.

Le 8 janvier 1875, notre malade est prise de mouvements involontaires avec déviation des traits à gauche. Grimaces assez bizarres, puis mouvements de succion, de mastication ; enfin, véritable crise avec hoquet, mouvements désordonnés dans les bras et les jambes tels, qu'il faut la maintenir dans son lit. Dyspnée intense ; enfin le tout cesse devant une potion anti-spasmodique. La région ovarienne n'a pas présenté de sensibilité particulière.

Le 10, deux jours après la crise, apparition de notre éruption qui dure trois jours, et pendant un mois les éruptions se succèdent sans que la santé générale en soit affectée. Lorsque sans cause apparente, le 10 février alors que le bras gauche présentait quelques bulles nouvelles, la malade voit augmenter d'étendue les mouvements qui agitaient ce membre depuis quelques jours. Ce n'était qu'une simple inquiétude, si je puis m'exprimer ainsi, une sorte de soulèvement vermiforme lorsque le bras était au repos ; mais le 13, il lui est impossible de garder l'immobilité dans la station sur les jambes ; elle offre un peu de propulsion en avant, avec balancement latéral parfaitement rhythmé ; elle n'offre rien d'anormal lorsqu'elle est assise.

Le 16 février, tout rentra dans l'ordre, les règles surviennent et durent pendant trois jours.

Jusqu'à présent, le côté gauche qui présente un peu

de paresse, ainsi que je l'ai noté, avait le privilége ex-
clusif des éruptions. Du côté droit sauf la plaque anes-
thésique sous-claviculaire, on ne trouvait rien d'anormal. Lorsque le 30 mars, Françoise Ch... se plaignit de
phénomènes hyperesthésiques du côté droit, de la face
et du cuir chevelu, la mastication est pénible, les dents
sont douloureuses, comme vacillantes. Le soir, la paupière droite présente les mêmes symptômes que nous
avions exclusivement observés à gauche : phlyctène,
gonflement, rougeur. De plus, agitation et légers
mouvements choréiformes dans le membre supérieur
droit.

Le 3 avril, l'éruption reprend son ancien domaine
à gauche sur l'avant-bras. Le 9 avril, l'irrégularité
s'accentue encore, en ce que l'éruption envahit la partie
supérieure du sein droit : hyperesthésie cutanée de ce
côté avec rougeur du sein. Le tout est accompagné de
douleurs articulaires dans l'épaule droite, sans phénomènes objectifs.

Enfin, le 13 avril, il n'y a pas eu de nouvelle éruption. Cette jeune fille demande sa sortie.

J'insisterai avec mon collègue sur la distribution très-
irrégulière des bulles, sur leurs suites qui sont si simples, sur leur chronicité, pour montrer qu'il n'y a pas
là une simple coïncidence entre une éruption de zona
symptomatique d'une névralgie simple et l'hystéri).

Nous assistons ici à une série d'éruptions durant de
trois à six jours et faisant place à des symptômes d'hystérie qu'il est facile de reconnaître.

Nous assistons à l'évolution assez capricieuse dans sa
marche, mais unique dans sa forme, d'une éruption
qui n'a été signalée que très-rarement, croyons-nous,
ans l'hystérie (*chorée*).

Il y aurait là, suivant nous et d'après l'avis de nos chefs de service qui ont suivi cette malade, des troubles trophiques se traduisant par des bulles pemphygoïdes sous la dépendance de la névrose hystérique. J'insiste- rai aussi en terminant sur ce que la malade ne présen- tait et n'avait jamais présenté de signes indiquant qu'elle soit sous le coup d'aucune diathèse.

Obs. VIII. — Boule, clou, aphonie hystérique, aménorrhée, éruption de pemphigus survenue une fois après une friction avec de l'alcool camphré. (Recueillie par mon collègue et ami le Dr Gros.)

Joséphine Salignac, lingère, âgée de vingt ans, entrée le 29 mai 1877, salle Saint-Roch, service de M. le professeur Teissier, à l'Hôtel-Dieu.

Mère morte d'une affection inconnue, père bien por- tant, deux de ses sœurs sont mortes de la fièvre ty- phoïde. Elle-même a eu deux fois la fièvre typhoïde, l'une en 1872, l'autre en 1876. Elle a plusieurs fois ex- pulsé des lombrics et a eu aussi deux erysipèles de la face. Réglée à seize ans.

Depuis six mois qu'elle habite Lyon, elle a passé tout ce temps dans un couvent où elle a mené une existence très-occupée, travaillant douze heures par jours. Ali- mentation insuffisante, dortoir humide amenant des adénites fréquentes chez ses camarades. Depuis trois mois elle se plaint de céphalalgies fréquentes, de gas- tralgie, d'envie de vomir et de la sensation d'une boule remontant vers la gorge avec constriction à ce niveau; depuis la même époque, aphonie plus ou moins complète. La menstruation est supprimée de- puis six mois. Tous les symptômes que nous venons

d'énumérer sont allés en augmentant depuis trois semaines.

Actuellement la malade se plaint toujours d'une cé-
phalée persistante; elle tousse peu, mais a bien nettement la sensation de la boule et du clou hystérique.
Nous remarquons un léger suintement séro-purulent
par les deux oreilles, s'accompagnant, nous dit-elle,
d'une surdité plus marquée à droite depuis trois mois;
cependant on ne trouve pas d'adénite, rien autre aussi
qui puisse faire admettre la scrofule. Elle se plaint
d'une leucorrhée assez abondante depuis trois semaines.
Ses digestions sont difficiles, elle a des pesanteurs
d'estomac après les repas; elle a eu de la diarrhée
pendant huit jours, aujourd'hui elle est constipée. La
miction est facile et abondante. La marche est difficile,
la malade soulève difficilement ses jambes, elle a un
peu de paraplégie hystérique; en pressant un peu sur
les ovaires on développe un peu de douleur, surtout à
droite.

Le 15 juin, l'état de la malade s'était beaucoup amé-
lioré, lorsque ce jour-là, à la suite d'une friction faite
avec de l'alcool camphré qui lui avait été donnée par
erreur, on vit survenir sur l'abdomen plusieurs bulles
de la grosseur d'une petite noix. Ces bulles étaient for-
tement distendues par un liquide séreux. La malade ne
présente aucuns symptômes généraux, l'éclosion des
bulles avait seulement été précédée de quelques picotements.

On supprime les frictions et quatre jours après, le
19 juin, apparaît une nouvelle bulle à la partie interne
de la cuisse droite. C'est alors qu'elle nous raconte que
déjà plusieurs fois elle a eu des éruptions vésiculo-bul-
euses dans le même genre; les bulles étaient seulement

Mermet.   3

un peu moins volumineuses précédées d'une sensation
de cuisson, mais alors sans aucune friction explicative.

Le 23 juin, elle nous présente, et cette fois sans friction précédente, une nouvelle poussée de bulles pemphigoïdes du volume d'une noisette. On en trouve une
à la partie externe, une autre à la partie interne de la
cuisse, et quelques autres disséminées irrégulièrement
sur l'abdomen. La malade se plaint de ressentir des
picotements sur divers points de l'abdomen, du thorax
et des cuisses, la sensibilité paraît un peu diminuée à
la douleur sur toute la surface cutanée. Etat général
très-bon, pas de fièvre. Les bulles guérissent rapidement sans laisser la moindre trace et la malade sort cinq
ou six jours après.

On fait bien souvent des frictions avec l'alcool camphré et cependant les éruptions bulleuses sont rares. Il
faut donc admettre, surtout lorsque l'éruption survient
au moment où disparaissent des symptômes hystériques,
une prédisposition due à la névrose, prédisposition à
laquelle l'irritation locale, suite de la friction, a ouvert
la porte.

Obs. IX. — Nervosisme, goitre exophthalmique; poussées de
pemphigus. (Due à mon collègue M. Oltramare.)

Jeanne Damiens, 25 ans, né à Novalaise (Rhône), dévideuse.

Père mort il y a quatre mois probablement d'une affection cardiaque. Mère bien portante âgée de 50 ans.—
Elle a eu dix frères ou sœurs, dont sept sont encore
vivants et bien portants.

Depuis l'âge de 11 ans, la malade habite Lyon, elle
a été réglée à 16 ans, et s'est bien portée jusqu'en 1872,

époque à laquelle elle reste trois mois à l'hôpital de la
Croix-Rousse dans le service de M. le docteur Laure. A
sa sortie de l'hôpital, elle se place comme domestique,
mais au bout de quelque temps le travail lui devint
pénible, ses jambes enflaient facilement le soir. — En
même temps survinrent des palpitations cardiaques,
les règles prirent une allure irrégulière et à chaque
époque menstruelle survenait une aggravation des
symptômes. — On fit à la même époque remarquer à la
malade un changement dans son regard.

Pendant un nouveau séjour qu'elle fit à l'hôpital de
la Croix-Rousse en janvier 1873, l'exophthalmie fut nettement remarquée. — Rentrée dans sa place, elle vit
survenir une éruption de purpura après une frayeur.
C'est également à ce moment que le cou devient plus
volumineux au niveau de la thyroïde et que les palpitations et l'exophthalmie augmentent.

En novembre 1875, elle entra à l'Hôtel-Dieu dans le
service de M. Chappet pour des douleurs rhumatismales
siégeant dans diverses articulations, et des palpitations
cardiaques sans qu'on puisse trouver des signes de
lésion organique du cœur.

Deux mois après, elle voit survenir une éruption de
bulles pemphigoïdes sur la jambe droite, bulles rem-
plies de sérosité limpide. La malade sort en avril
beaucoup améliorée sous tous les rapports. — De cette
époque au mois d'octobre où elle entre à l'Antiquaille,
elle fait son métier de dévideuse, mais n'en eut pas
moins plusieurs poussées de bulles pemphigoïdes sur
les paupières, les jambes, le dos et l'abdomen.

Le 20 octobre 1876, elle entre à l'Antiquaille dans le
service de M. le docteur Dron ; elle est faible quoiqu'elle
n'ait pas perdu son embonpoint, se plaignant toujours

des palpitations et présentant des bulles différents points du corps, mais toujours sans température fébrile. Les bulles sont toujours d'un liquide très-clair et durent trois ou quatre jours ; leur volume varie de celui d'une noix à celui d'un pois. Elles sont le siége de douleurs assez vives.

Le 23 novembre, la malade se plaint de quelques douleurs erratiques dans les articulations.

Du 23 au 25 novembre, elle présente plusieurs bulles sur les jambes et surtout sur les paupières qui sont œdematiées, rouges et douloureuses. Il y a également de la douleur au niveau du nerf sous-orbitaire.

Le 27, les paupières sont mieux, il ne s'est pas formé de nouvelles bulles et elle se plaint de nouveau de palpitations cardiaques.

29 novembre. Apparition de bulles à la région sousclaviculaire gauche.

De cette époque 29 novembre au mois d'avril 1877, elle a eu une dizaine de poussées de bulles pemphigoïdes sur les paupières, les genoux, les poignets, les pieds, le front, etc.

J'ai eu de ces nouvelles il y a quelques jours, elle n'aurait pas eu de nouvelles ponssées depuis environ deux mois, et son état général serait assez satisfaisant.

Dans cette dernière observation, nous voyons les bulles pemphigoïdes alterner avec les accès de la maladie de Graves rangée par Trousseau dans les névroses. Notre malade a bien présenté quelques douleurs articulaires, mais nous croyons néanmoins que l'éruption n'est pas sous la dépendance de la diathèse, mais bien sous celle de la névrose.

D'après toutes les observations qui précèdent, nous pouvons dire que l'éruption bulleuse dans les névroses présente des caractères particuliers différents de ceux qu'on lui trouve lorsqu'elle provient d'autres causes.

Les poussées alternent le plus souvent, quelquefois coïncident avec les symptômes de la névrose et les bulles, contrairement à ce qui a lieu dans les maladies du système nerveux à lésions anatomiques fixes et connues, se distribuent très-irrégulièrement sans suivre le trajet d'un nerf et ne s'étendent jamais à toute la surface cutanée à la fois comme dans le pemphigus cachectique.

Le contenu de la bulle est toujours limpide, légèrement citrin, jamais lactescent ou séro-purulent comme on peut l'observer dans le pemphigus arthritique ou dans le pemphigus aigu fébrile.

La desquamation épidermique et l'exsudation séreuse qui succèdent à la rupture de la bulle sont peu abondantes et pour ainsi dire nulles surtout si l'on regarde ce qui se passe dans la forme dite foliacée de M. Hardy qu'on observe surtout dans les cachexies.

L'évolution est rapide, trois ou quatre jours suffisent pour qu'il n'y ait plus à la peau qu'une simple macule disparaissant rapidement ; elle ne s'accompagne que de peu de symptômes généraux fébriles, et la douleur n'est pas très-forte surtout si on la compare à celle que l'on trouve dans le zona et les autres éruptions vésiculo-bulleuses dues à une névrite.

Si l'évolution de chaque poussée est rapide, en revanche les poussées reviennent assez souvent à des intervalles plus ou moins éloignés et irréguliers. Son pronostic n'est pas grave surtout si on le compare à celui du pemphigus cachectique et même du pemphigus aigu fébrile se développant chez des individus sains; nous n'avons pas noté d'amaigrissement bien sensible chez nos malades et l'éruption une fois passée, elles sont revenues assez rapidement à la santé.

En somme, éruption à distribution irrégulière de bulles, à contenu limpide légèrement citrin, à évolution rapide suivie d'une desquamation peu abondante et ne laissant que de simples macules à la peau, sans réaction générale fébrile considérable et sans complications graves, voilà les caractères d'une poussée de pemphigus dans les névroses.

Quant au traitement local de cette affection il n'a rien de particulier, il faudra se contenter de l'application de poudres inertes sur les différents points malades, et si les douleurs sont trop fortes, donner à l'intérieur le chloral ou le bromure de potassium; mais c'est surtout à la névrose qu'il faudra s'adresser par une médication générale appropriée.

III

ANATOMIE ET PHYSIOLOGIE PATHOLOGIQUES.

Rosenbaum a pour opinion que toutes les inflammations de la peau sont dues à un état morbide des glandes cutanées. La formation des vésicules s'explique pour lui par l'accumulation des produits de sécrétion dans les conduits excréteurs des follicules, conduits dont l'orifice est supposé oblitéré. Si ce phénomène se passe dans plusieurs glandules à la fois, il se produit des bulles.

Ces assertions sont combattues par M. Simon (1); elles reposent en effet sur des hypothèses que l'état actuel de nos connaissances ne peut faire admettre.

Pour M. Cazenave (2) les affections bulleuses ont leur siége dans la couche superficielle du tissu cutané et consistent dans un épanchement sous-épidermique d'une humeur séreuse ou séro-purulente. Pour lui, le pemphigus est l'hydropisie de la peau tantôt aiguë, le plus souvent chronique.

Aujourd'hui, il est admis pour tout le monde que la bulle est formée par un épanchement de sérosité à la surface du derme, épanchement qui soulève la couche cornée de l'épiderme. Voici comment les choses se passent. Il y a d'abord hyperémie et dilatation des capil-

(1) Simon. Recherches anatom. sur les mal. de la peau. Berlin, 1848.

(2) Cazenave. Pathologie gén. des mal. de la peau, p. 218.

laires de la couche papillaire du derme s'accompagnant d'une rougeur plus ou moins marquée à la peau. Il se fait ensuite un épanchement séreux plus ou moins abondant avec diapédèse des globules blancs, lorsque le liquide est séro-purulent, ce qui explique le léger gonflement et la formation d'une papule qui précède souvent la bulle; puis l'exsudation continuant, le liquide s'infiltre à travers les cellules verticales de la couche profonde de l'épiderme et vient former au-dessus d'elle une collection liquide recouverte seulement par la couche cornée de l'épiderme. La bulle, une fois rompue, il y a un suintement séreux et une desquamation formée par la chute incessante de cellules épithéliales incomplètement formées. Cette desquamation et ce suintement sont plus ou moins abondants suivant la nature du processus et sa qualité irritative. Le fait anatomique de la formation de la bulle est donc aujourd'hui parfaitement connu; il n'en était pas de même pour les auteurs anciens. Ainsi Alibert (1) nous dit : « Un voile mystérieux nous dérobe les causes productrices du pemphigus » et il passe en revue diverses opinions, qu'il n'est pas nécessaire de réfuter aujourd'hui, telles que celle de Braun (2) qui, ayant remarqué sur deux ou trois individus affectés de rétention d'urine une éruption pemphigoïde, pense que le pemphigus est le résultat d'un spasme par suite duquel quelques principes de l'urine sont retenus dans l'économie et se portent ensuite vers la peau pour y don-

(1) Alibert. Loc. cit.. p. 34.
(2) Braun. Ueber erhenktniss und Behaudlung des pemphigus. Fribourg, 1824.

ner naissance aux bulles ; celle de Wichmann (3) qui attribue la maladie à la présence d'un insecte ; celle d'Asdrubali, de Sahse qui ne voient dans les bulles que les efforts dépurateurs de la nature qui cherche à se débarrasser d'un principe âcre. Nous trouvons aussi dans Alibert deux autres théories un peu plus scientifiques : celles de Reil et de Bobba. « L'ingénieux Reil, dit Alibert, avait cru s'assurer que les surfaces nerveuses du tégument étaient comme paralysées sous les bulles qui résultent du développement de la maladie, il supposait alors l'existence d'une certaine acrimonie agissant sur ces surfaces. »

« Bobba, dit encore Alibert, plein de zèle pour la science, s'est beaucoup occupé du pemphigus ; il regarde le phénomène le plus apparent de cette affection comme l'effet d'une extravasation séreuse tout à fait analogue au passage du sang entre le derme et l'épiderme dans les ecchymoses et les pétéchies. »

Bobba avait raison lorsqu'il disait que c'était une exsudation séreuse ; mais sous quelle influence se fait cette exsudation ? Ce n'est que depuis les recherches de l'action du système nerveux sur la circulation, recherches si bien faites par MM. Brown-Séquard, Claude Bernard et Vulpian, et l'application des données de leurs expériences à l'explication des phénomènes pathologiques par M. Charcot qu'on peut entrevoir sinon indiquer sûrement qu'elle peut être la cause de l'exsudation qui forme les bulles du pemphigus ; affection qu'il faut ranger aujourd'hui dans le cadre des lésions trophiques.

(3) Wichmann. Beitrag zur Kenntniss des Pemphigus. Erfurt, 1791.

Nous dirons d'abord que bien qu'il soit admis au‑
jourd'hui d'après les travaux de MM. Claude Bernard
et Virchow, qu'au point de vue de la nutrition, l'élément anatomique jouit de l'autonomie et de l'indé-
pendance la plus complète, il n'en est pas moins vrai
que par suite de la complexité et de l'harmonie des
organismes élevés, l'élément anatomique perd un peu
de son autonomie. Aussi la pathologie et la physiologie
démontrent-elles par un grand nombre d'observations
et d'expérimentations l'action non douteuse du système nerveux sur la nutrition ; action, il est vrai, pres ·
que toujours indirecte, car c'est par l'intermédiaire
des vaisseaux, régis par les nerfs vasomoteurs que se
fait sentir cette action.

Ce système vasculaire est soumis à deux systèmes
nerveux plus ou moins distincts, le grand sympathique
et le cérébro-spinal. « Le premier, dit M. Claude Bernard (1), joue le rôle de modérateur des vaisseaux, en
l'irritant on produit un resserrement plus ou moins considérable de ces vaisseaux, resserrement qui apporte
une certaine entrave à la circulation et par conséquent
la ralentit. Au contraire, en excitant les filets du cérébro-spinal on provoque la dilatation de ces mêmes
vaisseaux. »

Trois ordres de filets nerveux partant de l'un ou des
deux systèmes nerveux peuvent agir sur la production
des troubles cutanés ; ce sont les nerfs trophiques, les
nerfs vasomoteurs et les nerfs sensitifs et moteurs.

Nerfs trophiques. — Ces nerfs hypothétiques (dont
Samuel (2), après avoir tenté de prouver l'existence,

(1) Cl. Bernard. Leçons sur les propriétés des tissus vivants,
p. 410.
(2) Samuel. Die trophischen Nerven. Leipzig, 1860.

dit que l'état d'irritation ou de paralysie amène soit une formation rapide de cellules nouvelles, soit au contraire une atrophie des tissus) naîtraient des ganglions spinaux ou d'autres, celui de Gasser par exemple, et chemineraient avec les nerfs sensitifs. Leur irritation serait très-difficile et très-durable, ce qui expliquerait pourquoi les troubles de la nutrition se produisent rarement dans les lésions nerveuses que l'observation clinique nous présente si souvent. Mais, comme le dit M. Charcot (1) « on ne saurait admettre aujourd'hui que les nerfs trophiques aient leur origine centrale dans les ganglions spinaux postérieurs, ou dans les ganglions analogues des nerfs crâniens ; car les cas sont nombreux (et nos observations sont de ce genre) où une lésion siégeant dans les parties centrales de la moelle ou même dans l'encéphale, provoque l'apparition de troubles trophiques dans les parties périphériques.

Nerfs vaso-moteurs. — Presque tous les auteurs ont invoqué l'action de ces nerfs peur expliquer les troubles trophiques de la peau. « L'appareil vaso-moteur est en résumé composé, dit M. Vulpian (2), par des parties faisant fonction de centre nerveux (substance grise de la moelle et ganglions du sympathique) et par des conducteurs faisant communiquer entre elles les parties centrales, les autres ailant se terminer dans les vaisseaux. Ces nerfs sont formés de fibres centrifuges motrices et vraisemblablement de filets centripètes excito-moteurs. Si on les coupe, il se produit une congestion paralytique (ce qui pourrait expliquer les

(1) Charcot. Loc. cit., p. 149.
(2) Vulpian. Leç. sur l'appareil vaso-moteur. Paris, 1875.

éruptions pemphigoïdes après les sections nerveuses) ;
si on les excite, ils amènent une contraction des vaisseaux.

Mais nous remarquerons que nous avons là des
éruptions pemphygoïdes dans les névroses et surtout
dans l'hystérie, ou, comme le dit M. Vulpian (1) « les
troubles peuvent survenir d'une manière subite, durer
des minutes, des mois ou même des années pour dispa-
raître instantanément ; on comprend qu'on puisse être
entraîné à admettre que ces divers accidents de l'hystérie n'ont pas pour cause une véritable altération des
éléments de la substance grise du centre bulbo-spinal. »

Si donc on n'a pas une lésion ayant détruit la substance nerveuse, ce n'est pas à une paralysie des nerfs
vaso-moteurs que sont dues les bulles pemphygoïdes
dans les névroses. « Il n'est même guère vraisemblable,
dit encore M. Vulpian (2), que les éruptions herpéti-
ques de ce genre soient dues à une irritation de ces
mêmes fibres vaso-motrices. Théoriquement, en effet,
une irritation de ces fibres doit avoir pour conséquence
un resserrement des vaisseaux dont elles innervent les
parois. Mais jamais M. Vulpian n'a vu la peau anémiée
aux environs de ces éruptions. ce qui arriverait dans ce
cas. »

Nerfs sensitifs. Axenfeld (3) dans son ouvrage sur
les névroses à propos des troubles du côté de la peau
« se demande : « Est-ce une action directe des nerfs
sensitifs ? Est-ce une action réflexe sur les nerfs vaso-
moteurs ? Ou bien ces deux sortes de nerfs intervient-

(1) Vulpian. Loc. cit. p. 99.
(2) Vulpian. Loc. cit, 556.
(3) Axenfeld. Loc. cit.

nent-elles ensemble ? Et il ajoute : on ne saurait faire de réponse positive à ce sujet dans l'état actuel de la physiologie. »

Suivant M. Vulpian (1) les excitations produites sur un point quelconque d'une fibre nerveuse, sensitive ou motrice se propagent aussitôt et simultanément dans le sens centripète et dans le sens centrifuge. Dans son traité des vaso-moteurs (2), il ajoute : « l'irritation des fibres sensitives se propage jusqu'aux extrémités périphériques cutanées ; cette irritation peut se communiquer aux éléments anatomiques circonvoisins et engendrer ainsi un travail morbide inflammatoire très localisé qui produira des vésicules, des bulles, etc. »

M. Charcot (3) admet aussi la même théorie. C'est également l'opinion à laquelle se rattache mon maître dans les hôpitaux de Lyon, M. le docteur Mayet qui, dans un mémoire sur les troubles de nutrition de la peau liés aux lésions du système nerveux (4), repousse la théorie des nerfs trophiques et croit que ce sont les nerfs préposés à la sensibilité et au mouvement qui remplissent également la fonction de présider à la nurition des parties.

Je me range assez facilement à cette théorie qui, du reste, me paraît la plus simple et devoir expliquer les éruptions bulleuses dans les différents cas où elles est présentent. En effet, dans les éruptions bulleuses de cause externe, l'irritation porte directement sur les éléments anatomiques et sur les extrémités des nerfs sen-

(1) Vulpian. Physiol. du syst. nerveux, p. 290.
(2) Vulpian. Traité des vaso-moteurs, p. 556.
(3) Charcot. Loc. cit., p. 152.
(4) Mayet. Mémoires et comptes-rendus de la Société de médecine de Lyon, 1865.

sitifs. Si le pemphigus est dû à une altération du sang
comme dans l'arthritis, les cachexies , les maladies infectieuses, il n'est pas difficile de comprendre que le
sang venant irriter les cellules nerveuses d'où partent
les fibres sensitives, celles-ci, suivant la loi posée par
Vulpian, transmettent cette irritation jusqu'à leurs extrémités cutanées.

Il en est de même dans les névroses, où , si l'on ne
trouve pas toujours une lésion des centres nerveux, il
doit se faire au moins des congestions irritatives au
moment des accès. A plus forte raison aussi, cette
théorie nous suffit-elle lorsqu'on a des lésions nettes et
bien connues, soit des centres nerveux, soit des filets
nerveux comme dans l'ataxie, les névrites.

Nous pourrons aussi admettre que l'irritation peut
être directe, c'est-à-dire porter sur les centres nerveux
ou sur le filet sensitif sur un point quelconque de son
trajet et de là se rendre directement par voie centrifuge
à la surface cutanée; mais qu'elle peut être indirecte
ou réflexe et expliquer ainsi les cas de pemphigus liés
à des lésions localisées dans un système quelconque de
l'organisme, telles que les affections utérines et rénales
dont M. le professeur Gailleton a été à même d'observer
plusieurs cas.

Tout en indiquant notre préférence pour cette théorie, nous ne rejetons pas complétement l'influence des
nerfs vaso-moteurs et nous ajouterons avec M. Vulpian (1) : « D'une autre part l'altération des fibres
sensitives peut avoir pour résultat d'affaiblir l'influence
trophique que les ganglions rachidiens exercent sur les
fibres vaso-motrices et probablement par leur médiation
sur certains éléments de la peau elle-même. »

(1) Vulpian. Loc. cit., 556.

Nous ferons aussi observer en terminant que par suite de cette irritation des nerfs sensitifs que nous admettons dans les névroses, la peau, devenue plus susceptible, est influencée par des irritants très-faibles qui, chez des sujets sains ne produiraient aucune éruption et les provoquent au contraire facilement chez les névropathiques.

CONCLUSIONS.

I. Le pemphigus est une inflammation de la peau que l'on rencontre dans un grand nombre d'affections.

II. On le rencontre quelques fois dans les névroses et particulièrement dans l'hystérie.

III. Dans les névroses il a une distribution irrégulière, il est fugace ; les bulles dont le contenu est limpide et légèrement citrin ne laissent pas de cicatrices à la peau. Les poussées alternent le plus souvent avec les symptômes de la névrose.

IV. Son pronostic n'est pas grave.

V. Une légère irritation de la peau, qui ne produirait rien chez un individu sain, le développe rapidement chez les névropathiques.

VI. Il est probablement dû à une irritation des nerfs sensitifs à leur origine dans la substance grise des centres nerveux.

VII. Son traitement local est le même que dans les autres variétés.